De orgaanstelsels
van het menselijk lichaam.

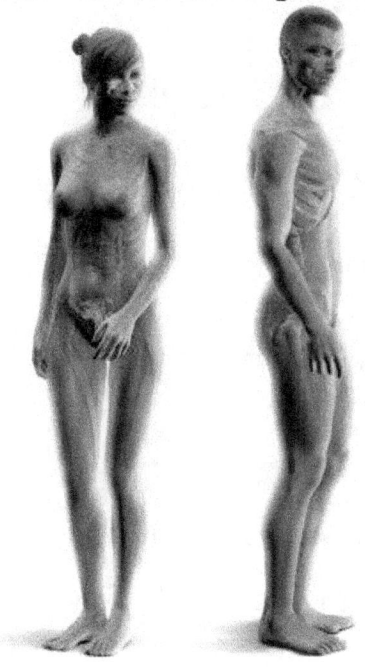

Sabrina Jansen

De orgaanstelsels van het menselijk lichaam

Eerste druk, mei 2012

Tekst: Sabrina Jansen.
Uitgever: Lulu.
Omslag: Sabrina Jansen
Opmaak binnenwerk: Sabrina Jansen

ISBN: 978-1-4716-9801-9
NUR: 213

Inleiding

Als eerste bedankt voor het kopen van mijn eerste boek: "De orgaanstelsels van het menselijk lichaam."

Graag wil ik van deze gelegenheid gebruik maken, om mij voor te stellen.

Mijn naam is Sabrina Jansen, in 1987 geboren, getrouwd en moeder. Ik heb een parttime baan in een verpleeghuis als persoonlijk begeleider, en ben altijd geïnteresseerd geweest in het menselijk lichaam.

Naast de interesse in het menselijke lichaam, heb ik als passie schrijven. Ik kan wel zeggen deze passie nooit stil zit. Hele dagen ben ik bezig met het schrijven van informatieve teksten, maar ook verhalen en gedichten.

Mijn teksten publiceer ik via social media, maar ook heb ik altijd als droom gehad om een eigen boek uit te brengen om mijn kennis met de rest van de geïnteresseerde te delen.

Als je op de hoogte wilt blijven over mijn ontwikkeling als schrijver kan je me volgen op onderstaande social media:

Twitter: SabrinaXead
Hyves: galaxy-xead
Wordpress: https://galaxyxead.wordpress.com
Xead: http://www.xead.nl/profiel/galaxy
Website: http://www.tijdlooslezen.nl

Ik weet dat er al duizenden mensen een blog
hebben, maar ik ben anders.
Wat mij anders maakt, vraag je jezelf af?
Mijn teksten zijn stuk voor stuk uniek, soms lees je
ze met een traan, en de ander met een lach, maar
altijd zijn ze boordevol informatie en goede tips.

Liefs,
Sabrina Jansen

Inhoudsopgave:

Deel 11: Het lymfesysteem.
Bladzijde 49 t/m 50.

Deel 12: Interessante feiten over het menselijk lichaam.
Bladzijde: 51 t/m 54.

Afsluiting:
Bladzijde 55.

De orgaanstelsels van het menselijk lichaam.
Deel 1 het hart.

In deel 1 leg ik jullie meer uit over het hart. Wat zijn de functies van het hart, en waaruit bestaat het hart.

Het hart.

Het hart is een hol orgaan dat links in de borstkas ligt en bestaat uit twee parallel geschakelde pompen, de rechterhart helft en de linkerhart helft. Iedere harthelft bestaat weer uit twee gedeelten, een boezem en een kamer. De linker en de rechter harthelft zijn van elkaar gescheiden door een tussenschot.

In de rechterboezem.

In de rechterboezem komen de onderste en bovenste holle ader uit, die al het 'afgewerkte" (zuurstofarme en koolzuurrijke) bloed uit alle organen van het lichaam naar dit deel van het hart terugbrengen.

Vanuit de rechterkamer.

Vanuit de rechterkamer stroomt het bloed via de longslagader naar het netwerk van haarvaatjes om de longblaasjes in de longen, waar de gaswisseling plaatsvindt; waarna het uit de longen stroomt via de longader, die het nu weer zuurstofrijk en koolzuurarm bloed naar de linkerboezem voert.

Vanuit de linkerboezem.

Vanuit de linkerboezem gaat het bloed vervolgens naar de linkerkamer, en vandaar via de grote lichaamsslagader (aorta) met al zijn vertakkingen

naar alle organen van het gehele lichaam, om naar alle weefsels en cellen zuurstof te brengen.
In de weefsels wordt het zuurstof verbruikt, en het daarbij geproduceerde koolzuur wordt aan het bloed afgegeven.
Een kleppenstelsel in het hart zorgt ervoor, dat geen terugstroom van het bloed kan optreden.

Longcirculatie = kleine circulatie

Het deel van de bloedsomloop dat begint in de rechterkamer en eindigt in de linkerboezem

Lichaamscirculatie = grote circulatie.

Het deel van de bloedsomloop dat begint in de linkerkamer en eindigt in de rechterboezem

De kleine circulatie zorgt dus alleen voor de longen, terwijl de grote circulatie vooralle andere organen zorgt.
Het centrale punt van beide circulaties is het hart.
De wand van de linkerkamer is drie á vier maal zo dik als die van de rechterkamer. De linkerkamer doet het meeste werk, omdat de weerstand van de grote circulatie veel groter is dan van de kleine circulatie. De linkerkamer moet dus veel harder pompen dan de rechterkamer om dezelfde hoeveelheid bloed te verwerken.

De hartspier.

De hartspier zelf wordt van zuurstofrijk bloed voorzien door de kransslagaders. Deze kransslagaders, de rechter- en de linkerkranslagader, komen uit het allereerste begin van de grote lichaamsslagader (aorta) vlak boven de kleppen. Zij lopen als een ring om het hart heen en vertakken naar de kamers en de boezems; zijtakken hiervan bereiken alle delen van het hart. Niet minder dan 10% van al het bloed gaat door de hartspierwand zelf; het hart verricht dan ook zeer veel arbeid. Kransaders brengen het bloed terug naar de holle lichaamsader.

Pompfunctie van het hart.

Een spier heeft om samen te trekken een elektrische prikkel nodig. Voor de hartspier gaat deze prikkel uit van een zenuwknoop, sinusknoop genaamd, die in de wand van het hart ligt op de overgang van de bovenste holle ader naar de rechterboezem. Vanuit de rechterboezem verspreidt de elektrische prikkel zich via allerlei kleine zenuwbanen over de beide boezems naar de kamers waardoor de hartspier ritmisch samentrekt.

Het hart

Is dus te vergelijken met een pomp, die arbeid verricht. Tijdens de samentrekkingsfase trekken eerst de boezems samen om het bloed vanuit de boezems naar de kamers te pompen. Daarna trekken de kamers samen. De kleppen tussen de boezems slaan dicht en het bloed stroomt in de aorta en in de longslagader.
Tijdens de rustfase vullen de boezems zich met bloed, waarna het hele proces weer opnieuw kan beginnen. Dit is een zuiver passief proces: door het eigen spierenleidingsysteem heeft het hart het vermogen tot een eigen ritmische activiteit, zonder invloed van buitenaf.

De hartfrequentie

Is gemiddeld 70 slagen per minuut. Bij zware arbeid kan het hart minuut volume meer dan 25 liter/minuut bedragen, waarbij de hartfrequentie tot boven de 180 slagen per minuut kan komen.

De orgaanstelsels van het menselijk lichaam.
Deel 2 het bloedvatenstelsel (de bloedsomloop.)

In deel 2 ga ik jullie uitleg geven over het bloedvatenstelsel. Of anders genoemd de bloedsomloop. Waarvoor dient het bloedvatenstelsel en wat houd het in.

Het bloedvatenstelsel dient als transport. Het transporteert:

- Zuurstof van de longen naar cellen.
- Koolzuur van cellen naar de longen.
- Verteringsproducten van de darm naar
- cellen.
- Afvalstoffen van cellen naar nieren en lever.
- Hormonen naar cellen.
- Warmte door het gehele lichaam.

Het dient ook als afweerfunctie:

Zo heeft het een grote taak om het lichaam tegen ziekteverwekkers te beschermen.
Het bloed (bij een gemiddeld volwassen mens ± 5 liter) bestaat uit vier hoofdgroepen:
- 56% is bloedplasma.
- 42% zijn rode bloedlichaampjes.
- 2% zijn witte bloedlichaampjes.
- 2% zijn bloedplaatjes.

Het bloedplasma.

Het bloedplasma is gelig van kleur en bestaat voor 92% uit water. In dat water zweven de rode en witte bloedlichaampjes en de bloedplaatjes, samen met nog meer verschillende andere stoffen, zoals voedingsstoffen, verschillende chemicaliën, speciale eiwitten en hormonen. En een hoeveelheid gas.

De rode bloedlichaampjes.

De rode bloedlichaampjes(ongeveer 25 triljoen bij een volwassenen!) in het bloed vervoeren de grootste hoeveelheid van de zuurstof naar de lichaamscellen, hier wordt het omgewisseld voor koolzuur.
Een bepaalde hoeveelheid zuurstof is opgelost in het plasma, maar deze hoeveelheid is zo klein dat dit niet aan de behoefte van het lichaam kan voldoen.

Het zuurstoftransport.

Het zuurstoftransport wordt mogelijk gemaakt doordat de rode bloedlichaampjes. Die hemoglobine bevatten, die in de longen een chemische verbinding met zuurstof aangaat en deze bij de cellen naar behoefte weer loslaat.
Wanneer het bloed zuurstofrijk is heeft het een heldere rode kleur. Als het zuurstofniveau is gedaald verandert de kleur tot een donkere, doffe, bijna blauwachtige tint.

Koolzuur.

Koolzuur wordt op verschillende manieren door bloed getransporteerd. Ongeveer de helft is opgelost in het bloedplasma en de rest is gebonden aan het hemoglobine die weer in de rode bloedlichaampjes zit. Bij het bereiken van de longen staat het hemoglobine het koolzuurgas af in ruil voor zuurstof .

Witte bloedlichaampjes.

Witte bloedlichaampjes er zijn verschillende typen witte bloedlichaampjes. Hun functie is het onschadelijk maken van bacteriën en lichaamsvreemde stoffen. Zoals ziekteverwekkers.

Bloedplaatjes.

Bloedplaatjes zorgen mede voor het stollingsproces van het bloed. Iemand met te weinig bloedplaatjes die zich snijd zal dus blijven bloeden.

De bloedvaten.

Het bloed bevindt zich in een stelsel van buizen door het hele lichaam, dit zijn de bloedvaten, waarin het bloed wordt rondgepompt door het hart. Bloedvaten waarin het bloed van het hart af stroomt, heten slagaders, en hebben een dikke gespierde wand en geen kleppen.

Een slagader.

Een slagader bevat zuurstofrijk, koolzuurarm bloed. Slagaders vertakken zich herhaaldelijk, zodat alle organen een zijtak krijgen. In de organen vertakken de slagaders zich verder en worden deze steeds dunner. De fijnste vaatjes noemen we haarvaten. In de haarvaten worden stoffen uit het bloed, waaronder zuurstof, aan de cellen afgegeven en uit de cellen in het bloed opgenomen,zoals koolzuur.

De haarvaten.

De haarvaten verenigen zich uiteindelijk terug tot dikkere vaatjes, deze tot nog dikkere, en uiteindelijk zorgen deze ervoor dat het bloed naar het hart terugvoert kan worden. Zulke vaten heten aders, die hebben een dunnere wand, en kleppen om terugstromen van het bloed te voorkomen. Een ader bevat zuurstofarm, koolzuurrijk bloed (behalve de longader, die is zuurstofrijk en koolzuurarm.)

De bloedsomloop.

De bloedsomloop ofwel de circulatie, werkt als transportmiddel voor zuurstof vanaf de longen naar de weefsels, en voor koolzuur vanaf de weefsels naar de longen. Het hart heeft hierbij de functie als een pomp. In feite bestaat het hart uit twee geschakelde pompen, de rechterhart helft en de linker harthelft, omdat er ook twee parallel geschakelde circulaties zijn, de longcirculatie deze wordt ook wel de kleine circulatie genoemd. Lichaamscirculatie ook wel de grote circulatie genoemd.

De orgaanstelsels van het menselijk lichaam.
Deel 3 het spijsverteringsstelsel.

In deel 3 ga ik jullie uitleg geven over het spijsverteringsstelsel. Hoe werkt het spijsverteringsstelsel? En waarvoor dient het spijsverteringsstelsel?

Wat is de spijsvertering?

Eten en drinken moet veranderd worden in kleinere moleculen van voedingsstoffen. Dit moet eerst gebeuren voordat het kan worden opgenomen het bloed en dus zo vervoerd kan worden naar de cellen in het lichaam. De spijsvertering is dus eigenlijk het proces waarbij voedsel en vloeistof worden afgebroken in kleinere delen, zodat het lichaam ze kan gebruiken om cellen te voeden en om energie te leveren.

Hoe werkt het spijsverteringsstelsel?

De spijsvertering houdt in:
- Het mengen van het voedsel.
- Het voedsel door het spijsverteringskanaal
- bewegen.
- Een chemische afbraak van grote voedsel
- resten in kleinere.

De spijsvertering.

De spijsvertering begint in de mond, hier wordt het voedsel en de vloeistoffen ingenomen.

Welke organen horen bij het spijsverteringsstelsel?

Het spijsverteringsstelsel bestaat uit het spijsverteringskanaal en andere organen die helpen bij de spijsvertering.

Het spijsverteringskanaal.

Het spijsverteringskanaal is een reeks van holle organen die in een lange, kronkelende slang van mond tot de anus lopen, bestaande uit de volgende organen:

- De mond
- De slokdarm
- De Maag
- De dunne darm
- De dikke darm
- De anus

Organen die helpen bij de spijsvertering, maar die geen deel uitmaken van het spijsverteringskanaal zijn.

- De tong
- De klieren in de mond die ervoor zorgen dat
- er speeksel wordt aangemaakt.
- De alvleesklier
- De lever
- De galblaas
- Delen van andere orgaansystemen, zoals de
- zenuwen en het bloed, spelen ook een belangrijke
- rol in de spijsvertering.

Hoe wordt voedsel door het spijsverteringsstelsel bewogen?

In een golf-achtige beweging, spieren stuwen voedsel en vloeistof langs het spijsverteringskanaal. In het algemeen bestaat dit proces in zes stappen. Namelijk:
De eerste is het doorslikken van voedsel of

vloeistof.

De slokdarm, is het orgaan die de keel met de maag hieronder verbindt, het is het eerste orgaan waarin het ingeslikte voedsel komt. Tussen de slokdarm en de maag zit een ringachtig ventiel die de doorgang tussen de twee organen afsluit. Wanneer het voedsel de gesloten ring nadert, ontspannen de omliggende spieren en laten het voedsel door naar de maag, daarna sluit het ringachtige ventiel weer.

Het voedsel in de maag doorloopt drie stadiums, voordat het bij de dunne darm komt.

1. Ten eerste, de maag slaat de ingeslikte voedsel en vloeistof op.
2. Ten tweede, het onderste deel van de maag mengt het voedsel, vloeistoffen en spijsverteringssappen geproduceerd door de maag.
3. Ten derde, de maag leegt de inhoud in de dunne darm.

Het eten wordt verteerd in de dunne darm en opgelost door de sappen uit de alvleesklier, de lever en de darm. De inhoud van de darm wordt gemengd en dan naar voren geschoven om verdere vertering mogelijk te maken.

Tenslotte, worden de verteerde voedingsstoffen geabsorbeerd door de darmwand. Die afvalproducten, waaronder onverteerde delen van het voedsel. Deze worden verplaatst naar de dikke darm. Afvalstoffen in de dikke darm blijven meestal gedurende een dag of twee tot deze worden verdreven door de stoelgang.

De orgaanstelsels van het menselijk lichaam.
Deel 4 het ademhalingsstelsel.

In deel 4 ga ik jullie uitleg geven over het ademhalingsstelsel. Uit welke organen bestaat het ademhalingsstelsel en welke taak heeft elk van deze organen?

Het ademhalingsstelsel.

Het ademhalingsstelsel bestaat uit een aantal organen en weefsels die de mens in staat stellen om zuurstofrijke lucht in te ademen en afvalstoffen uit te ademen.

Het ademhalingsstelsel bestaat uit de volgende lichaamsdelen:

- De neus: De neus is het reukorgaan tevens 1 van de ademhalingsopeningen.

- De keelholte: De keelholte is een deel van het spijsverteringskanaal en zit achter de mondholte. Het is een buis in de vorm van een trechter van bindweefsel en spieren, hier komt zowel de ingeademde lucht als het voedsel doorheen. Ingeademde lucht met zuurstof wordt door de keelholte naar het strottenhoofd en de longen geleid. Voedsel gaat door naar de slokdarm.

- Het strottenhoofd: Het strottenhoofd ligt in de hals onder de keelholte , en voor het bovenste deel van de slokdarm .Het strottenhoofd is de verbinding tussen de keelholte en de luchtpijp Het bestaat uit kraakbeenplaten die versterkt zijn met dik spierweefsel. Het grootste stuk kraakbeen heet het schildkraakbeen en bestaat uit twee kraakbeenplaten deze is aan de buitenkant van de hals te zien: de adamsappel zoals we deze beter kennen. In het strottenhoofd bevindt zich ook het strotklepje .

- De luchtpijp: De luchtpijp ligt in het verlengde stuk van het strottenhoofd en loopt richting de longen. De luchtpijp ligt voor de slokdarm en die ligt weer voor de halswervelkolom. De luchtpijp is door bindweefsel verbonden met het ringkraakbeen van het strottenhoofd.

- De bronchiën: De bronchiën zijn vertakkingen van de luchtpijp. Het zijn een soort buisjes van elastisch spierweefsel deze lopen door heel de long. Omdat het spierweefsel zo buigzaam is, verandert de doorsnee van de bronchiën als de longen zich vullen met lucht en zich weer legen tijdens de ademhaling. Aan het uiteinde van de bronchiën bevinden zich de longblaasjes.

- De longen: De longen dienen als ademhalingsorganen. Deze liggen in de borstholte. De longen zijn niet rond of ovaal maar zijn bovenaan puntig en onderaan breed. De longen zijn verdeeld in longkwabben. Aan de buitenzijde zijn de longen omhuld met het longvlies. De longen zijn een sponsachtige structuur dit komt omdat ze voor het grootste deel bestaan uit met lucht gevulde zakjes ook wel de longblaasjes genoemd.

- De pleuraholte: De pleuraholte bedekt zowel de longen als de borst.

Dit bestaat uit twee lagen.

1. Het borstvlies hiermee is de binnenzijde van de borstkas en het middenrif bekleed;

2. Het longvlies waarmee het longoppervlak bekleed is.

Elk van deze organen heeft zijn eigen functie in het ademhalingsstelsel: Hieronder leg ik uit wat de functie van elk orgaan is.

De neus.

De neus dient als reukorgaan en tegelijkertijd is de neus een van de openingen van de luchtwegen.

De keelholte.

De keelholte is een buis van spierweefsel en bindweefsel in de vorm van een trechter. Hierdoor kan voedsel en lucht worden getransporteerd. Het voedsel gaat via de keelholte naar de slokdarm en de lucht gaat naar het strottenhoofd en de longen.

Het strottenhoofd.

Het strottenhoofd staat in verbinding met de mond en de neus. Het strottenhoofd dient als filter en een goede doorstroming, bevochtiging en tevens verwarming van de ingeademde lucht.

De luchtpijp.

De luchtpijp wordt ondersteund door kraakbeenringen, zodat de luchtpijp niet in elkaar zakt en hierdoor de luchtstroom kan belemmeren. Het slijmvlies van de luchtpijp heeft verschillende functies. Het beschermt de luchtpijp tegen bacteriën. Het smeert de luchtpijp en reinigt en bevochtigt de ingeademde lucht. Het lymfeweefsel van de luchtpijp en dan vooral de lymfecellen spelen een belangrijke rol bij de bescherming tegen schadelijke organismen die worden ingeademd.

De longen.

De longen zijn onze belangrijkste ademhalingsorganen. Via de mond en de neus wordt lucht ingeademd. De lucht komt dan via de keelholte, bij de luchtpijp en de bronchiën en uiteindelijk terecht in de longblaasjes. In deze met lucht gevulde zakjes worden de koolgassen uitgewisseld met het bloed, dat een netwerk is van bloedvaatjes en rondom de longblaasjes stromen. Zuurstof wordt opgenomen in het bloed vanuit de longblaasjes. Koolstof wordt vanuit het bloed weer afgegeven aan de longblaasjes. Het zuurstof rijk bloed stroomt via de longader naar het hart en wordt van daaruit door het hele lichaam gepompt. De lucht die uit de longblaasjes komt wordt bij de uitademing afgevoerd. De longen spelen ook een belangrijke rol bij het constant houden van de lichaamstemperatuur.

De pleuraholte.

De pleuraholte is een ruimte die
alleen onder bepaalde omstandigheden ontstaat.
Normaal liggen het borstvlies en het longvlies tegen
elkaar aan, en zijn deze enkel gescheiden door een
dun laagje water. Dit laagje water zorgt ervoor dat
de twee vliezen niet van elkaar getrokken kunnen
worden. Als je inademt wordt je borstkas groter. Het
borstvlies dat aan de borstkas vastzit wordt dan
meegetrokken. Doordat het longvlies door een
laagje water aan het borstvlies vastzit wordt dit ook
meegetrokken. De longen hebben hierdoor de
ruimte om uit te zetten.

De orgaanstelsels van het menselijk lichaam.
Deel 5 het zenuwstelsel.

In deel 5 leg ik jullie meer uit over het zenuwstelsel. Hoe werkt het zenuwstelsel, en waaruit bestaat het zenuwstelsel.

Hoe werkt het zenuwstelsel.

De hersenen, het ruggenmerg en de zenuwen in de rest van het lichaam vormen het zenuwstelsel. Het zenuwstelsel is een verbinding tussen de verschillende hersengebieden onderling, en tussen de hersenen en de rest van het lichaam.
Het zenuwstelsel speelt een coördinerende rol bij alle handelingen, zoals het aansturen van de spieren, het verwegen van zintuiglijke prikkels en de emotionele en verstandelijke processen. Het gehele zenuwstelsel wordt onderverdeeld in het centrale zenuwstelsel, het perifere zenuwstelsel en het autonome zenuwstelsel.

Het centrale zenuwstelsel.

Het centrale zenuwstelsel bestaat uit de grote hersenen, de kleine hersenen, de hersenstam en de ruggenmerg.

De grote hersenen.

De grote hersenen. Ook wel de cerebrum genoemd omvatten het grootste deel van de menselijke hersenen. De grote hersenen verwerken impulsen van zenuwcellen en regellen de vrijwillige bewegingen. In de grote hersennen vinden ook de emotionele en verstandelijke besluiten plaats, zoals: logisch redeneren, plannen, geheugen en emoties. De grote hersenen hebben een rimpelige structuur.

De kleine hersenen.

De kleine hersenen. Ook wel de cerebllum genoemd. Deze zijn ongeveer even groot als een perzik en liggen onder en achter de grote hersenen. De kleine hersenen coördineren de bewegingen en zorgen voor evenwicht. Ook waarnemingen en het aan en ontspannen van spieren wordt geregeld door de kleine hersenen.

De hersenstam.

De hersenstam. Ook wel de truncus cerbri genoemd. Deze verbindt de hersenen met het ruggenmerg. Via de hersenstam worden vitale levensfuncties geregeld, zoals: het bewustzijn, de bloeddruk, ademhaling, lichaamstemperatuur. De hersenstam is mede verantwoordelijk voor automatische reflexen.

Het ruggenmerg.

Het ruggenmerg is een bundel van zenuwbanen in de wervelkolom die prikkels geleiden van de hersenen nar het lichaam en terug. Het ruggenmerg ontvangt gevoel informatie afkomstig van de huid, de gewrichten en de spieren. Ook zorgt het ruggenmerg ervoor dat bewegingen aangestuurd worden. Uit het ruggenmerg treden tussen de wervels continu twee bundels zenuwvezels naar buiten, die ervoor zorgen dat de communicatie tussen de hersenen en de rest van het lichaam verloopt.

Het perifere zenuwstelsel.

Het perifere zenuwstelsel is een samenstelling van de motorische en sensorische zenuwen. De motorische zenuwen geven informatie van de hersenen door aan de spieren. De sensorische zenuwen geven informatie door aan de hersenen over pijn, warmte, kou, en de positie van de ledematen. Kort gezegd de zintuiglijke waarneming. Er zijn twaalf paar hersenzenuwen die rechtstreeks uit de onderkant van de hersenen komen en die de hersenen vooral van hoofd en de nekstreek met elkaar verbinden.
Daarnaast zijn er 31 paar ruggenmerg zenuwen die zich vanonder de wervels vertakken door het hele lichaam.

Autonome zenuwstelsel.

Auronome zenuwstelsel is een onderdeel van het perifere zenuwstelsel. Ook wel het autonome zenuwstelsel genoemd. Dit autonome zenuwstelsel verzorgt de regeling van de orgaanfuncties, zoals: de bloedsomloop, de ademhaling, uitscheiding en de stofwisseling.
De taak van het autonome zenuwstelsel is om het interne milieu of ook wel het binnenste van het menselijk lichaam constant te houden. Ook zorgt de werking van het autonome zenuwstelsel ervoor dat organen aangepast worden aan de situatie van de omgeving. Hiervoor heeft het lichaam twee regelsystemen, namelijk: De sympaticus en de parasympaticus. Deze delen werken nooit tegelijkertijd.

Het sympaticus systeem.

Het sympaticus systeem zorgt
ervoor dat het lichaam zich aanpast aan
inspanningen en stressvolle situaties. Als het
lichaam zich aanpast, dan:

- Stijgt de bloeddruk.
- Versnelt de ademhaling.
- Versnelt de hartslag.
- Verhoogt de zweetproductie.
- Verhoogt het bloedsuikergehalte en de adrenaline afscheiding.
- De pupillen zijn verwijdt en de bloedvaten in de huid zijn vernauwd.
- De spijsvertering wordt geremd.

Het parasympaticus systeem.

Het parasympaticus systeem zorgt voor het
herstel van het lichaam, door:

- Verhoging van de darm- en blaasactiviteit.
- Vermindering van de hartslag.
- Verlaging van de ademhalingfrequentie.
- Daling van de bloeddruk.
- De pupillen zijn vernauwd.
- De bloedvaten in de huid zijn verwijd.
- De darmactiviteit wordt gestimuleerd.

De orgaanstelsels van het menselijk lichaam.
Deel 6 de huid.

In deel 6 vertel ik jullie meer over de huid. De anatomie van de huid en waaruit bestaat de huid. En niet te vergeten wat is de functie van de huid?

Anatomie van de huid.

De huid is het zwaarste orgaan van het menselijk lichaam, maar niet degene met het grootste oppervlak want dat zijn de darmen. De huid is wel een heel belangrijk orgaan van het menselijk lichaam. Zo dient het als bescherming van invloeden van buitenaf denk hierbij aan zon, weer, wind. De huid is opgebouwd uit twee lagen namelijk de dermis en de epidermis genaamd. De epidermis is de buitenste laag van de huid en deze is ook weer opgedeeld uit vier lagen. (hier straks meer over bij functies van de huid.) vanuit deze laag wordt de huid continue vernieuwd. In de epidermis zijn verschillende celtype te onderscheiden namelijk de keratinocyten, de melanocyten, de cellen van langerhans en de merkel cellen. De keratinocyten ontstaan vanuit de kiemlaag hier delen zij zich voortdurend. Via de kiemlaag verplaatsen deze cellen zich naar de buitenste laag van de huid, om daar vervolgens af te sterven. Dit word ook vaak de apoptose genoemd. Dit duurt ongeveer 3 tot 5 dagen en herhaalt zich voortdurend. Melanocyten zijn cellen die dienen als bescherming voor de schadelijke invloeden bijvoorbeeld UV stralingen. De melanocyten bevatten melanosomen door de klontering van de melanosomen vormen deze als het ware een helmpje om de kiemcellen te beschermen. De melanocyten produceren ook melanine en dit is het pigment wat zorg voor een gebruinde huid als je lang in de zon bent of onder de zonnebank gaat.

melanine wordt gestimuleerd door zonlicht maar dit proces verloopt zeer langzaam. Daardoor is de kans op verbranding er eerder. En dan krijg je een mooi rood huidje in plaats van een bruin tintje. Iedereen heeft dezelfde hoeveelheid van melanocyten. Maar bij negroïde mensen zijn deze cellen actiever en bevatten deze meer pigment daardoor krijgen deze sneller een bruine tint. En minder snel de rode tint die je bij een blanke huid vaak ziet.

Pas op bij langdurige blootstelling aan UV straling, want bij langdurige blootstelling aan de zon gaan de melanocyten kapot en hierdoor raakt de kiemlaag zijn bescherming kwijt. Hierdoor is de risico dat er DNA schade ontstaat in de kiemcellen en dit is weer een verhoogd risico om huidkanker te krijgen.
De cellen van langerhans spelen een grote rol bij allergische reacties en het afweersysteem. De cellen van langerhans bevinden zich tijdelijk in de epidermis. Ze vangen daar informatie op over de antigenen en geven deze informatie door naar de lymfeklieren. De merkel cellen hebben een rol bij de tast zin deze bevinden zich in de basale laag.

Waaruit bestaat de huid?

De huid bestaat eigenlijk
uit 3 lagen. Genaamd de opperhuid, de lederhuid en het onderhuids bindweefsels. (ook wordt deze laag wel de onderste huidlaag genoemd.)

Welke functies hebben deze lagen?

De opperhuid.

De opperhuid is de eerste laag van de huid. De basale cellenlaag bevindt zich aan de onderkant van de opperhuid. Hierin worden nieuwe huidcellen gemaakt. Maar dat hebben jullie hierboven al kunnen lezen.

De lederhuid.

In de lederhuid bevinden zich de talg en zweetklieren, haarzakjes, elastine, poriën, zenuwuiteinde, collageen en de bloedvaten. De talgkliertjes zorgen ervoor dat er oliën aangemaakt worden om onze huid een beschermende laag te geven. Dit zorgt ervoor dat de huid zijn warmte niet verliest. De poriën zijn kleine openingen in de huid waardoor de talg heen komt. Dit zijn dus eigenlijk de uitgangen van de talgkliertjes.

Het onderhuids bindweefsel of te wel de onderste huidlaag.

Het onderhuids bindweefsel bestaat uit vetcellen die een vetweefsel vormen. Het vetweefsel zorgt voor een egale huid en geeft warmte. Als we ouder worden wordt deze vetweefsel laag steeds dunner. Vandaar dat de huid steeds minder egaal wordt.

Wat zijn de belangrijkste functies van onze huid?

1. De temperatuur regelen: Je huid zorgt ervoor dat de temperatuur van je lichaam goed is. Wanneer de oppervlakte van je huid te koud is trekken de bloedvaten zich samen zodat het bloed dieper in je lichaam komt. Dit is ter voorkoming dat het lichaam teveel afkoelt omdat je lichaam anders teveel warmte gaat afgeven. Wanneer je lichaam te warm is gebeurt eigenlijk het tegenovergestelde. je bloedvaten gaan dan uitzetten en brengen op

die manier het bloed meer naar de oppervlakte. Op deze manier kan je lichaam dus zijn warmte kwijt raken en afkoelen. Ook kan je huid zweetklieren afscheiden. Het zweet wat dan verdampt zorgt ervoor dat je afkoelt.

2. Je huid dienst als uitscheidingsplaats voor afvalproducten: Via het zweet dat via je huid uitgescheiden wordt worden de afvalproducten uit ons lichaam vervoerd. Zweet is voor het grootste gedeelte water. Maar een 0,5% bestaat uit andere stoffen denk hierbij aan melkzuur en keukenzout.

3. Je huid dient als waarnemingsorgaan: Over je hele lichaam bestaat je huid uit miljoenen zenuwuiteindjes die zaken kunnen regelen zoals de temperatuur, pijn, druk. Met andere woorden dient je huid als een soort antenne voor je lichaam.

De orgaanstelsels van het menselijk lichaam.
Deel 7 de spieren.

In deel 7 van de serie over het organenstelsel van het menselijk lichaam leg ik jullie uit welke spieren we hebben en waar deze voor dienen.

Er zijn drie typen spieren in het menselijk lichaam.

1. Skeletspieren, de skeletspieren hebben lange vezels die in duidelijkheid te onderscheiden strepen hebben lopen, striaten genaamd. De skelet spieren zijn de enige spieren die je bewust kunt aan spannen.

2. Het hartspierweefsel, over het algemeen heb je geen controle over hoe snel of langzaam je hart klopt. Het hartspierweefsel zorg ervoor dat het hart samentrekt en ontspant. Dit gaat automatisch.

3. Het zachte spierweefsel dit zit in de wanden van holle fiscale ingewanden. Het zachte spierweefsel zorgt ervoor dat bepaalde substanties door de menselijke lichaamskanalen verplaatst wordt. Ook hier heb je geen controle over, en wordt dit automatisch geregeld.

De vier belangrijkste functies van spieren.

1. De spieren zorgen voor beweging zowel in als buiten het lichaam. Denk hierbij maar aan lopen, rennen, zitten, bewegen. Elke beweging wordt gestuurd door je spieren.
2. De spieren geven vorm aan je lichaam, hierdoor behoud het lichaam zijn vorm bij bewegingen.

3. De spieren stabiliseren je gewrichten. Als je bijvoorbeeld je enkel verzwikt, heeft de spier een klap gekregen, waardoor deze tijdelijk niet goed functioneert. Dit kan erg pijnlijk zijn, en het duurt lang voordat het geheeld is.

4. Als laatste leveren je spieren warmte aan je lichaam. Alle organen, worden verwarmd door de spieren die er overheen lopen.

Waaruit bestaat een spier.

Spieren zijn organen en bestaan uit meerdere weefsel types. De buitenste laag bestaat ui bindweefsel en omrand de hele spier. Alle spier vezels van een spier worden samengebonden in groepen. Deze groepen worden van binnenuit omringt door het perimysium. Elke spiervezel wordt ook nog eens apart omringt met een laagje bindweefsel. Al de lagen staan met elkaar in verbinding. Samen met de pezen die aan de botten zitten van het lichaam. De spieren zorgen voor doorgangen zodat bloedvaten en zenuwen naar de spiervezels kunnen. Elke spier wordt individueel onderhouden door een zenuw, een slagader en een paar aderen.

De skeletspieren.

De skeletspieren hebben een oorsprongsplaats die aan het onbeweeglijk beenstuk en een aanhechtingsplaats aan het beweeglijke beenstuk.

Een spiervezel.

Een spiervezel is de grootste cel die je in ons lichaam kan vinden. Een spiervezel is een bundel cellen, deze lopen parallel door de hele spiervezel. De dikke myosine vezel is verantwoordelijk voor het samentrekken van de spieren. De dunne actine vezels zorgen ervoor dat de myosine vezels van elkaar gescheiden blijven. Zodra er calcium afgegeven wordt zorgt de myosine vezels ervoor dat spieren weer hun oorspronkelijke plaats innemen en weer samentrekken in hun oude staat. Als de spieren worden gestimuleerd om samen te trekken dan laat het reticulum de ionen los, dit is een signaal voor de myofibril om samen te trekken.

De orgaanstelsels van het menselijk lichaam.
Deel 8 het voortplantingsstelsel van de vrouw.

In deel 8 leg ik jullie meer uit over het voortplantingsstelsel van de vrouw. Hoe werkt het voortplantingsstelsel van de vrouw, en waaruit bestaat het voortplantingsstelsel van de vrouw.

Waaruit bestaat het voorplantingsstelsel van een vrouw.

Eierstokken.

De eierstokken van een vrouw produceren eicellen, ook wel oöcyten genoemd, oestrogenen en progesteron. Wanneer een baby geboren wordt van het vrouwelijk geslacht, bevinden zich in de eierstokken cellen die zich later kunnen ontwikkelen tot eicellen. De rijping van de eicellen in de follikels word oögenese genoemd.

Eileiders.

De eileiders vervoeren de eicellen naar de baarmoeder.

Baarmoeder.

In de baarmoeder ontwikkeld een bevruchte eicel zich tot een embryo. Als er geen bevruchting heeft plaatsgevonden, stoot de baarmoeder de eicel, en het baarmoederslijmvlies af, en gaat een vrouw menstrueren. De baarmoeder bestaat uit een dikke gespierde want, deze is met het baarmoederslijmvlies bedekt.

Vagina.

In de vagina komt het sperma van een man terecht, na seksuele gemeenschap. Als een vrouw gaat menstrueren wordt een deel van het baarmoederslijmvlies afgestoten, dit komt via de vagina naar buiten. Wanneer een vrouw een natuurlijke bevalling tegemoet gaat, gebeurt dit ook via de vagina.

Clitoris.

De clitoris word ook wel de kittelaar genoemd, is gevoelig voor seksuele prikkels. Een vrouw kan door stimulatie van de clitoris een orgasme krijgen, of seksueel opgewonden raken.

Kleine schaamlippen.

De kleine schaamlippen, of te wel de binnenste schaamlippen bij een vrouw kunnen slijm produceren, waardoor de ingang van de vagina glad wordt, en de seksuele gemeenschap pijnloos verloopt.

Grote schaamlippen.

De grote schaamlippen, of te wel de buitenste schaamlippen dienen ter bescherming van schadelijke invloeden van buitenaf. Bijvoorbeeld: bacteriën.

Wat gebeurt er als een vrouw gaat menstrueren.

Als een vrouw in de pubertijd komt, gaat ze voor het eerst menstrueren. Een vrouw die menstrueert is vanaf dat moment vruchtbaar, want menstrueren is een teken dat er een eicel is vrijgekomen.

Gemiddeld gaat een vrouw om de vier weken menstrueren, maar het gebeurt ook vaak dat vrouwen om de drie weken, of om de vijf weken menstrueren.

Aan het begin van een menstruatiecyclus gebeurt de follikelrijping, dit gebeurt in de eierstokken. Ongeveer veertien dagen na de ovulatie. Na weer veertien dagen volgt de menstruatie, dit gebeurt alleen als er geen bevruchting heeft plaatsgevonden.

Vrouwen menstrueren vanaf de pubertijd tot dat ze in de overgang komen, of in de menopauze.

De periode tot de ovulatie.

In de periode tot de ovulatie produceert het hormoon FSH en LH.

Het hormoon FSH zorgt ervoor dat follikels ontstaan, en groter worden. Onder invloed van de hormonen FSH en LG produceren de wandcellen van de follikel oestrogenen.

Oestrogenen zijn nodig om het baarmoederslijmvlies dikker te laten worden, en deze gaat ook meer klieren bevatten. De oestrogenen stimuleren om het hormoon LH meer aan te maken, en remmen de hormoonontwikkeling van de FSH.

De ovulatie.

Ongeveer halverwege de menstruatiecyclus vindt de ovulatie plaats. Onder in vloed van het hormoon LH komt er een rijpe follikel en barst deze open. Uit de follikel komt een rijpe eicel, en hoort er binnen 12 uur een bevruchting plaats te vinden, als een vrouw zwanger wilt raken.
Als er binnen 12 uur geen bevruchting plaats vindt, dan is de kans op een zwangerschap deze maand niet meer mogelijk.

Na de ovulatie.

Onder invloed van het hormoon LH blijft het gele lichaam in stand, en produceert oestrogenen en progesteron. De progesteron zorgt ervoor dat het baarmoederslijmvlies dikker wordt, en voedingsstoffen gaat uitscheiden voor het embryo, wanneer er een bevruchting heeft plaatsgevonden. Als er geen bevruchting heeft plaatsgevonden, stoot het baarmoederslijmvlies af, en gaat een vrouw menstrueren.

Aan het eind van de menstruatiecyclus.

Het hormoon LH wordt alleen geproduceerd, wanneer er een bevruchting heeft plaatsgevonden. Heeft er geen bevruchting plaatsgevonden begint het gele lichaam af te sterven, hierdoor daalt het progesteron gehalte en treedt er een menstruatie op bij de vrouw.
Het baarmoederslijmvlies wordt ongeveer veertien dagen na de ovulatie afgestoten. Na de menstruatie begint de menstruatiecyclus opnieuw.

De orgaanstelsels van het menselijk lichaam.
Deel 9 het voortplantingsstelsel van de man.

In deel 9 leg ik jullie meer uit over het voortplantingsstelsel van de man. Hoe werkt het voortplantingsstelsel van de man, en waaruit bestaat het voortplantingsstelsel van de man.

Waarui bestaat het voortplantingsstelsel van de man.

Teelballen.

De teelballen produceren zaadcellen, of te wel spermacellen, en testosteron.

Spermatogenese.

De spermatogenese vormt de zaadcellen.

Bijballen.

De bijballen zorgen dat de zaadcellen bewegingloos bewaard worden, tot dat er een zaadlozing plaatsvindt. Dat de zaadcellen bewegingloos zijn, komt door het zure milieu van de bijballen.

Balzak.

De balzak, wordt ook vaak de scrotum genoemd. Dit is de huidplooi waarin de teelballen, en bijballen liggen. De temperatuur is hier ongeveer 2 graden Celsius lager dan in de buikholte.

Zaadleiders.

De zaadleiders vervoeren de
zaadcellen naar de penis.

Zaadblaasjes.

De zaadblaasjes produceren vocht,
hierdoor worden de zaadcellen geactiveerd.

Prostaat.

Hier wordt vocht geproduceerd om de
zaadcellen te voorzien van de juiste
voedingsstoffen.

Urinebuis.

Urine en sperma worden via de
urinebuis afgevoerd.

Sperma.

Sperma is een samenstelling van vocht uit de
zaadblaasjes en uit de prostaat wordt sperma
genoemd.

Penis.

Via de penis kan sperma in de vagina van
een vrouw gebracht worden, tijdens de seksuele
gemeenschap. Wanneer een man en een vrouw
seksuele gemeenschap hebben, rond de eisprong
van een vrouw is de kans dat ze zwanger raakt
aanwezig.

Eikel.

De eikel is gevoelig voor seksuele prikkels,
door stimulatie van de eikel kan een man een
orgasme krijgen, of opgewonden raken.

Voorhuid.

Deze zit om de eikel van een man,
alleen als hij niet besneden is. De voorhuid is voor
bescherming van de eikel.

Zwellichamen.

Door de holtes in de zwellichamen
kan een penis in erectie komen. De penis komt in
erectie als de holtes zich vullen met bloed.

Hoe wordt sperma geproduceerd?

In de teelballen van een man zitten zogenaamde
aanmaakcellen. Één basiscel maakt tussen de
dertig en zestig dagen tijd zestien kleine zaadcellen.
De kleine zaadcellen worden afgevoerd naar het
begin van de bijballen. Een bijbal kan je zien als
een lang opgerold buisje. In de bijballen wachten de
zaadcellen tot dat de man een orgasme krijgt.
Tijdens de weg die de kleine zaadcellen afleggen
van de teelballen, naar de bijballen groeien ze uit tot
volwassen zaadcellen.
Een temperatuur van 35 graden Celsius is het in de
teelballen, en de bijballen. Dit is ongeveer 1,5 tot 2
graden lager dan in de rest van het lichaam. Dit is
ook de reden dat de teelballen zich buiten het
lichaam van de man bevinden.
Een man maakt continu nieuwe zaadcellen aan. De
kleine zaadcellen, of te wel de aanmaakcellen
worden naar verloop van tijd minder productief.

Je zou het kunnen zien net als bij de vrouwelijke menstruatiecyclus. Dat de man ook een soort cyclus heeft, de cyclus van een man varieert tussen de zestig en de honderd twintig dagen.

De orgaanstelsels van het menselijk lichaam.
Deel 10 het beenderstelsel (het skelet).

In deel 10 leg ik jullie meer uit over het beenderstelsel of beter bekend onder de naam het skelet. Hoe werkt het beenderstelsel, en waaruit bestaat het beenderstelsel.

Waarvoor dient het beenderstelsel.

In het menselijk lichaam zijn gemiddeld 206 beenderen, of te wel botten te vinden. Deze zitten vast aan de gewrichtsbanden en de pezen. Beenderen, gewrichtsbanden en pezen vormen een bescherming voor ons skelet en onze spieren. Ook dienen ze als versteviging.
Baby's worden geboren met 270 beenderen, dit zijn ongeveer 64 beenderen meer dan bij een volwassen persoon.

Het beenderstelsel wordt ingedeeld in twee delen, het axiale skelet en het apendiculaire skelet.

Het axiale skelet.

Het axiale skelet. Hieronder vallen ondermeer de schedel, de wervelkolom, de ribben, en het borstbeen. Een totaal van tachtig beenderen.

Het apenduculaire skelet.

Het apenduculaire skelet. Hieronder vallen de schouders, de bekkengordel, en de beenderen van de ledematen.
De organen die zich in ons lichaam bevinden worden beschermt en ondersteund door het beenderstelsel. Verder is het een efficiënte fabriek die rode bloedcellen uit het beenmerg van bepaalde

beenderen aanmaakt en witte bloedcellen uit het beenmerg van andere beenderen, waarmee schadelijke bacteriën kunnen worden vernietigd. Tot slot zijn de beenderen een opslagplaats voor mineralen, waaronder calcium, die aan andere delen van het lichaam afgegeven kunnen worden.

Waar bevinden zich de verschillende beenderen of te wel botten.

Schedel.

In de schedel zitten twee en twintig verschillende botten.
- Het voorhoofdsbeen.
- Het wandbeen komt twee keer voor.
- Het slaapbeen komt twee keer voor.
- Het achterhoofdsbeen.
- Het wiggenbeen.
- Het zeefbeen.
- Het jukbeen komt twee keer voor.
- De bovenkaak.
- Het neusbeen komt twee keer voor.
- Het traanbeen komt twee keer voor.
- Het ploegschaarbeen.
- Het verhemeltebeen komt twee keer voor.
- De onderste neusschelp komt twee keer voor.

Hals.

In de hals bevindt zich slechts één bot.
- Het tongbeen.

Oor.

In het oor zitten zes verschillende botten.
- De hamer komt twee keer voor.
- Het aambeeld komt twee keer voor.
- De stijgbeugel komt twee keer voor.

Schoudergordel.

In de schoudergordel bevinden
zich vier botten.
- Het sleutelbeen komt twee keer voor.
- Het schouderblad komt twee keer voor.

Thorax.

In de thorax zitten vijfentwintig botten.
- Het borstbeen.
- De ribben komen vierentwintig keer voor.

Wervelkolom.

In de wervelkolom bevinden zich
vierentwintig botten.
- De halswervels komen zeven keer voor.
- De borstwervels komen twaalf keer voor.
- De lendenwervels komen vijf keer voor.

Armen.

In de armen komen zes botten voor.
- Het opperarmbeen komt twee keer voor.
- De ellepijp komt twee keer voor.
- Het spaakbeen komt twee keer voor.

Handen.

In de handen bevinden zich maarliefst
vierenvijftig botten.
- De handwortelbeentjes komen zestien keer voor.
- De middenhandsbeentjes komen tien keer voor.
- De vingers bestaan uit achtentwintig boten.

Pelvis.

In de pelvis of te wel de bekkengordel
komen vier botten voor.
- Het heupbeen komt twee keer voor.
- Het heiligbeen.
- Het stuitbeen of te wel het staartbeen.

Benen.

In de benen zitten acht botten.
- Het dijbeen komt twee keer voor.
- De knieschijf komt twee keer voor.
- Het scheenbeen komt twee keer voor.
- Het kuitbeen komt twee keer voor.

Voeten.

In de voeten zitten tweeënvijftig botten.
- De voetwortel beentjes komen veertien keer voor.
- Het hielbeen komt twee keer voor.
- Het sprongbeen komt twee keer voor.
- De middenvoetsbeentjes komen tien keer voor.

Tenen.

In de tenen bevinden zich achtentwintig
botten.
- Tenen komen achtentwintig botten in voor.

De orgaanstelsels van het menselijk lichaam.
Deel 11 het lymfesysteem.

In deel 11 leg ik jullie meer uit over het lymfesysteem. Hoe werkt het lymfesysteem, en waaruit bestaat het lymfesysteem.

Hoe werkt het lymfesysteem.

Het lymfesysteem is een groot deel ons immuunsysteem. Het menselijk lichaam wordt beschermd tegen ziekteverwekkers.
Het lymfesysteem bestaat uit lymfevocht, organen, lymfevaten, weefsels, en de bloedbaan.

Lymfeklieren en lymfevaten.

De lymfeklieren en lymfevaten maken deel uit van de bloedsomloop.
Naast de grote rol voor ons immuunsysteem, heeft het lymfesysteem ook een grote rol in het transport van overtollig vocht en vet.
Lymfe is een kleurloze, waterige vloeistof die ontstaat als bloedplasma. Het sijpelt uit de kleine bloedvaten, om voedingsstoffen naar cellen te vervoeren.
Het grootste gedeelte van het plasma wordt onmiddellijk terug gevoerd naar de bloedsomloop, behalve de plasma die eiwitten, bacteriën en andere schadelijke stoffen bevatten, of stoffen die te groot zijn om opgenomen te worden door de haarvaten.
Deze stoffen worden opgenomen door de lymfevaten. De lymfevaten voeren de vloeistoffen naar de lymfeklieren in de de hals, oksels, liezen, buik, borst en milt. Hier worden bacteriën die kankercellen en andere schadelijke stoffen bevatten verzameld om te voorkomen dat deze in de bloedbaan terecht komen.

Naast het aanhouden van een gezonde levensstijl, gezond en gevarieerd eten, regelmatig bewegen en het nemen van voldoende slaap. Kunt u het immuunsysteem helpen, maar ook kunt u het immuunsysteem stimuleren door het nemen van de juiste vaccinaties, waaronder de tetanus prik, en de influenza. Door het nemen van deze vaccinaties wordt het immuunsysteem geholpen door het aanmaken van anti stoffen.

Waaruit bestaat het lymfestelsel.

Lymfevaten.

De lymfevaten vormen de kanalen van het lymfestelsel. De vaten worden vanuit het lichaamsweefsel gevuld met een kleurloze vloeistof. Deze kleurloze vloeistof wordt ook wel het lymve genoemd. Het lymfe neemt vocht en afvalstoffen uit het lichaam op. Via steeds groter wordende lymfevaten komt de lymfe uiteindelijk in de bloedbaan terecht, voordat het lymfe in de bloedbaan terecht komt passeert deze ten minste één lymfeklier.

Lymfeklieren.

De lymfeklieren zijn de zuiveringsorganen van het lymfestelsel. Hierin worden ziekteverwekkers, voornamelijk bacteriën en virussen onschadelijk gemaakt.

Lymfeklierweefsel.

Lymfeklierweefsel dit komt niet alleen voor in de lymfeklieren, maar ook in andere organen, zoals in de keelholte, de milt, de darmwand en het beenmerg.

Interessante feiten over het menselijk lichaam.

Het beenderstelsel of het skelet.

- Het grootste bot is het heupbot. Het menselijk lichaam bevat twee heupbotten, elk heupbot bestaat uit zes kleine botten die met elkaar vergroeid zijn.
- Het langste bot van het menselijk lichaam is het dijbeen bot. Deze vormt bijna een kwart van de totale lichaamslengte van een mens.
- Het kleinste bot is de stijgbeugel. Deze bevindt zich in het binnenoor en is nauwelijks groter dan een rijstkorrel.
- Kraakbeen wat bij oren en de neuspunt zit vergaat sneller dan echte botten.

Het spierstelsel.

- Het gezicht heeft ongeveer 60 spieren. Wist je bijvoorbeeld dat lachen gemakkelijker is dan fronsen? Om te lachen gebruik je 20 spieren, en om te fronsen maarliefst 40.
- De langste spier in het menselijk lichaam is de kleermakersspier. Deze loopt vanaf de buitenkant van de heup, langs het dijbeen naar de binnenkant van het scheenbeen tot vlakbij de knie. Deze spier zorgt ervoor dat een mens de dijbeen naar buiten kan draaien en de knieën kan buigen.
- De kleinste spier is de stijgbeugelspier, deze bevindt zich diep in het binnenoor. Een lengte van maar slechts vijf millimeter lang en dunner dan een katoendraad.
- De grootste spier bevindt zich in de billen. De bilspier trekt het been krachtig naar achteren om te wandelen, rennen of de trap op te

lopen.

Het hart.

- Elke seconde sterven ongeveer 2 miljoen bloedlichaampjes in het menselijk lichaam, en haast net zo veel worden er nieuwe gevormd. Een bloeddruppeltje bevat ongeveer 5 miljoen orde bloedcellen, 300.000 bloedplaatjes en 10.000 witte bloedcellen.
- Een rode bloedcel heeft ongeveer een minuut nodig om door het hele lichaam te circuleren.
- Rode bloedlichaampjes leggen ongeveer 250.000 rondjes door het lichaam af voordat ze terugkeren naar het beenmerg. Dit is de plaats waar ze zijn ontstaan, en hier sterven ze terug af.
- Rode bloedlichaampjes hebben een levensduur van ongeveer vier maanden.

Het zenuwstelsel.

- De hersenen lijken op reusachtige, gerimpelde walnoten.
- De hersenen verbruiken ongeveer 20 procent van onze energie.
- Het aantal zenuwcellen in de hersenen bedraagt naar schatting 100 miljard tot 1 biljoen.
- Niet het aantal zenuwcellen, maar de verbindingen tussen zenuwcellen zijn doorslag gevend voor de prestatie van onze hersenen.

- Als een gedeelte van de hersenen

beschadigd raakt door bijvoorbeeld een beroerte kan dit door een ander gedeelte van de hersenen worden overgenomen. Dit vraagt veel oefening.
- De hersenen en het ruggenmerg worden omgeven en beschermd door vocht.

Het lymfesysteem.

- De huid van het menselijk lichaam scheidt stoffen af die de huid beschermen regen bacteriën. Bacteriën die op de menselijke huid landen gaan snel dood.
- Tranen, zweet en slijm bevatten een enzym die de celwanden van veel bacteriën afbreekt.

Het spijsverteringsstelsel.

- Een volwassen met mens eet jaarlijks 500 kilogram voedsel.
- Dagelijks maakt een mens 1,5 liter speeksel aan.
- De slokdarm is ongeveer 25 centimeter lang.
- Spieren trekken in golfbewegingen samen, om het voedsel door de slokdarm te voeren. Hierdoor komt het voedsel altijd in de maag terecht.
- Een volwassen mens heeft een maaginhoud van 1,5 liter.
- Dagelijks passeert er 11,4 liter aan verteerd voedsel, vloeistoffen en spijsverteringssappen door het spijsverteringskanaal.
- In de mond wordt voedsel afgekoeld, of verwarmd tot een geschikte temperatuur.

Het ademhalingsstelsel.

- In rusttoestand ademt een volwassen mens elke minuut ongeveer 6 liter lucht in en uit.
- De linkerlong is kleiner dan de rechterlong. Dit komt omdat het hart aan de linkerzijde zit.
- Neushaartjes helpen niet alleen bij het reinigen van ingeademde lucht, maar warmt deze ook op.
- De hoogst geregistreerde niessnelheid is 165 kilometer per uur.
- De oppervlakte van de longen komt overheen met dezelfde omvang als van een tennisbaan.
- Als haarvaatjes achter elkaar gelegd zouden worden, hebben ze een afstand van 1600 kilometer.
- Elke zevende keer dat we inademen, ademt een mens dieper in.
- In rusttoestand ademt een volwassen mens ongeveer 12 tot 15 keer per minuut.
- Kinderen ademen sneller dan volwassen mensen. Vrouwen ademen altijd sneller dan mannen.
- Dagelijks verliezen mensen een halve liter water bij het ademen. Dit is de waterdamp die je ziet als je tegen een glas uitademt.

Afsluiting.

Ik hoop dat het boek aan uw verwachtingen heeft voldaan. En dat u door het lezen van dit boek nieuwe kennis hebt opgedaan over het menselijk lichaam en de orgaanstelsels. Nogmaals, wanneer u het leuk lijkt kunt u me volgen via de social media, waarbij ik ben aangesloten. De mensen die mij volgen via de social media zijn ervan verzekerd om als eerste op de hoogte te zijn over nieuwtjes omtrent mijn nieuwe boek, maar ook maken zij kans op het winnen van een gratis exemplaar van mijn nieuwe boek.

Twitter: SabrinaXead
Hyves: galaxy-xead
Wordpress: https://galaxyxead.wordpress.com
Xead: http://www.xead.nl/profiel/galaxy
Website: http://www.tijdlooslezen.nl

Liefs,
Sabrina Jansen